La chapp

Anne-Marie Chapouton est née en 1939. Elle passe son enfance et sa jeunesse à l'étranger ; elle obtient un doctorat de littérature française à l'université de Columbia, aux États-Unis. Aujourd'hui, elle écrit des poèmes, des romans et des contes pour les enfants, et à ses heures perdues, elle traduit de l'anglais des livres pour la jeunesse. Ses ouvrages ont été publiés chez Flammarion, Bayard Éditions, Nathan, Albin Michel, Hachette, Rouge et Or et Casterman.

Du même auteur dans Bayard Poche :
Mic la souris - Duvet, Pistache et Fanny - Mélani Pilou - Tani la poupée - Le dé en or - Le déménagement - Rodogon le renard - Le secret de l'épouvantail - Le dragon Griffar Ier - La souris tombée du ciel - Le loup Loulou (Les belles histoires)

Volker Theinhardt est né à Stendal (RFA) en 1941. Il a fait ses études à l'École des beaux-arts de Braunschweig, puis en France, grâce à une bourse de l'Office allemand d'échanges universitaires. Aujourd'hui il est spécialisé dans l'illustration de livres pour enfants. Ses ouvrages sont publiés par les éditions Hachette, Larousse, Nathan, Flammarion, Hatier et Bayard. Il travaille aussi pour les revues jeunesse à Bayard Presse.

Du même illustrateur dans Bayard Poche :
Chouette soirée - Le dragon chanteur - Le dragon Griffar Ier - La maison de Moufette - Bonne nuit, marmottes ! - Sorcière contre robot (Les belles histoires)
William et Fred - Inspecteur Colombus (J'aime lire)

Bayard Éditions est une marque
du département Livre de Bayard Presse
ISBN 2. 227. 72160.X

La chappendicite

Une histoire écrite par Anne-Marie Chapouton
dédiée à Guillaume
illustrée par Volker Theinhardt

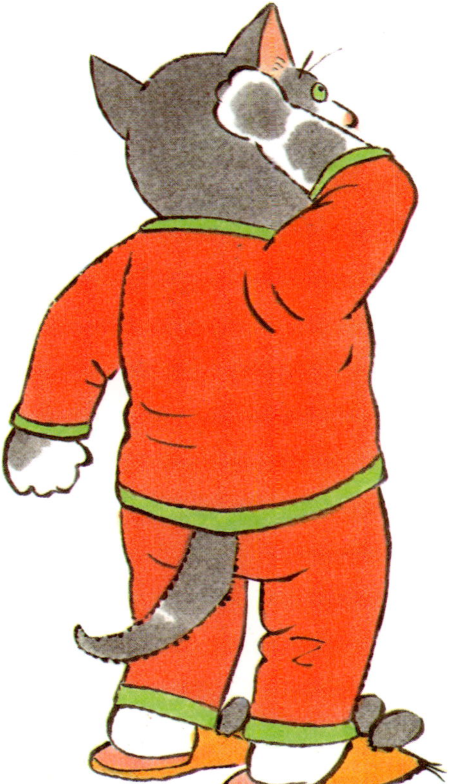

Deuxième édition

BAYARD ÉDITIONS

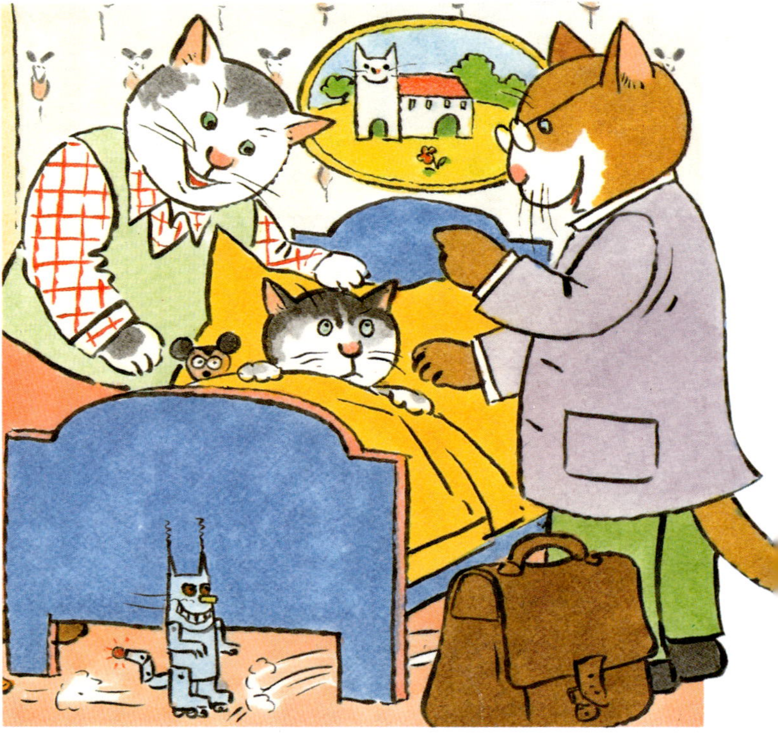

Cette nuit, Poussy-Chat a été malade.
Et ce matin, le chadocteur est venu.
Il a palpé le ventre de Poussy,
il lui a fait plier la patte.
Poussy a dit : – Ouille !
en faisant la grimace.
Le chadocteur a dit :
– C'est la chappendicite*.
Il faut opérer tout de suite.
Au chatôpital, petit Poussy,
et plus vite que ça !

* Ce mot est expliqué page 44, n° 1.

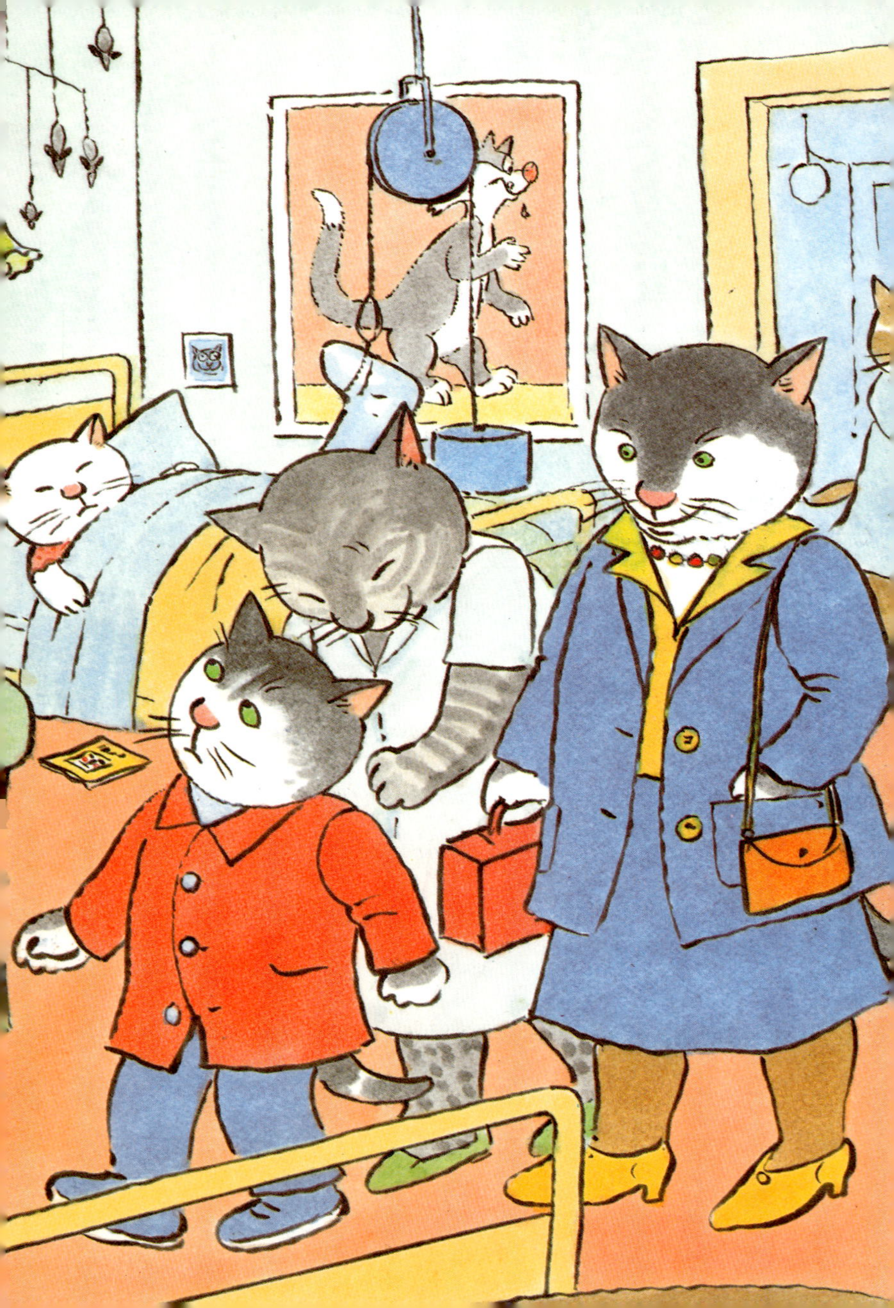

Poussy miaule :
– Ah ! non !
Je ne veux pas qu'on m'opère !
On conduit Poussy au chatôpital.
Maman-Chat le rassure :
– Ce n'est rien, la chappendicite.
Tu verras. On va t'endormir
et tu ne sentiras rien.
On te fera une petite fente
dans le ventre, là,
comme une petite boutonnière.
On enlèvera un petit bout d'intestin*
et puis on refermera
avec des petits points,
comme pour une couture.
Et c'est tout.
Poussy crie :
– Mais ça fera mal, je ne veux pas !

* Ce mot est expliqué page 45, n° 2.

Une chafirmière conduit Poussy
dans une chambre.
Poussy n'a pas envie de se coucher.
Il ne veut pas enfiler
cette chemise ridicule
qui s'ouvre dans le dos.
Dans le lit d'à côté,
il y a une petite chatte qui dort.
Elle a la patte dans le plâtre,
attachée par des cordes
à une poulie* au-dessus du lit.

* Ce mot est expliqué page 46, n° 3.

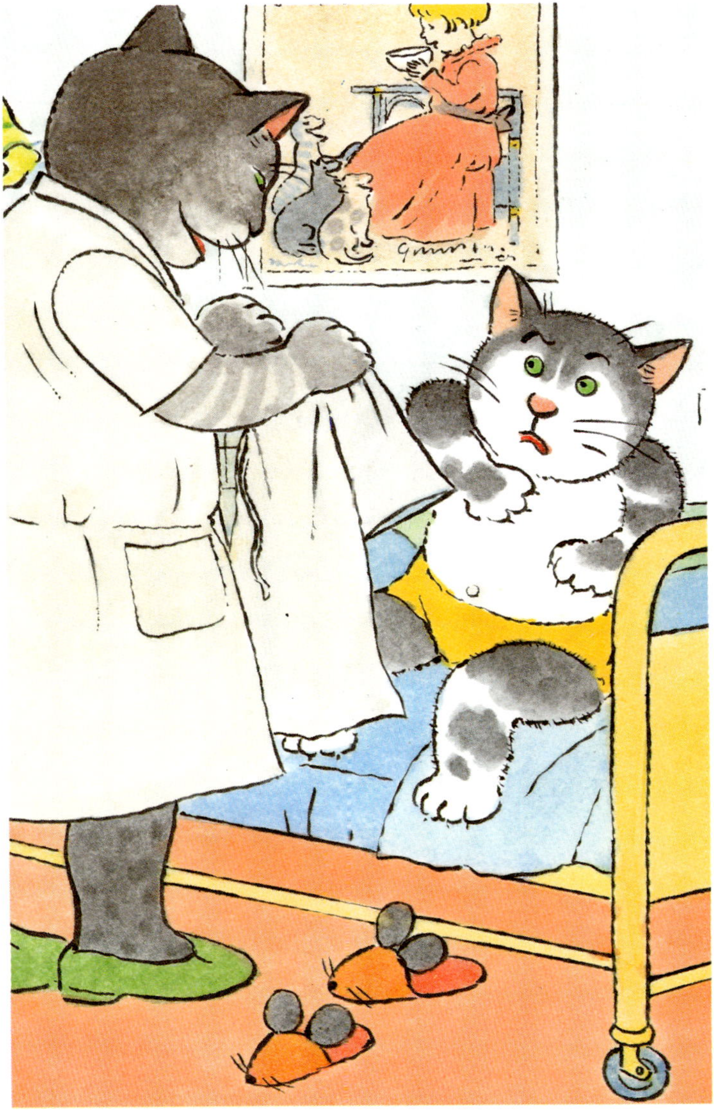

Poussy fait la comédie
quand la chafirmière revient :
elle veut lui piquechatouiller l'oreille
pour lui prendre des gouttes de sang.
Poussy ne veut pas.
La chafirmière se fâche et elle dit :
– Si tu continues, je fais sortir ta
maman !
Alors Poussy se laisse faire.
Mais il miaule :
– Je ne veux pas
qu'on m'opère de ma chappendicite !

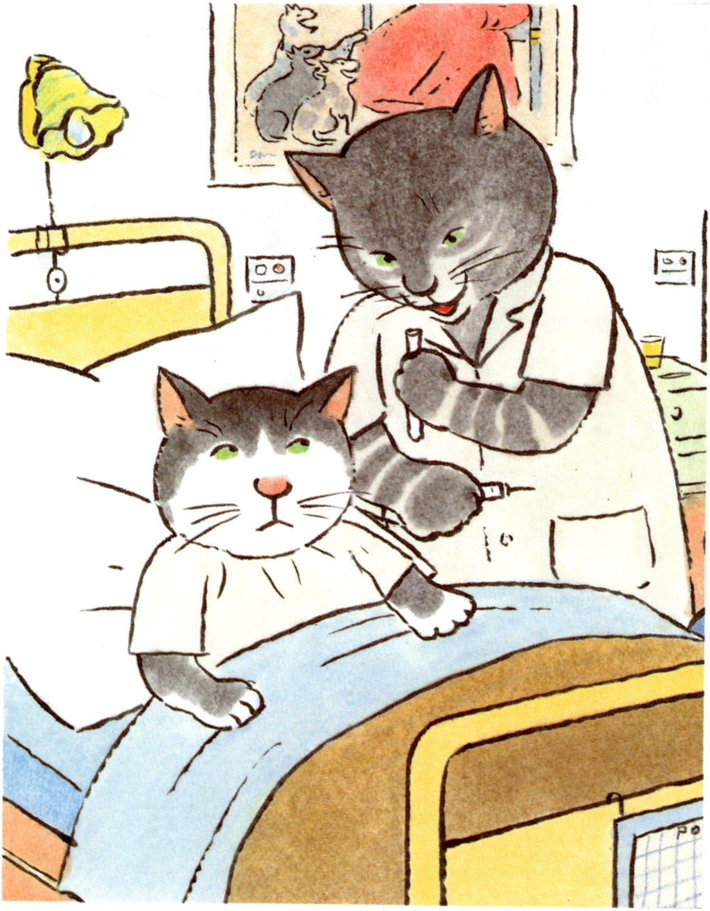

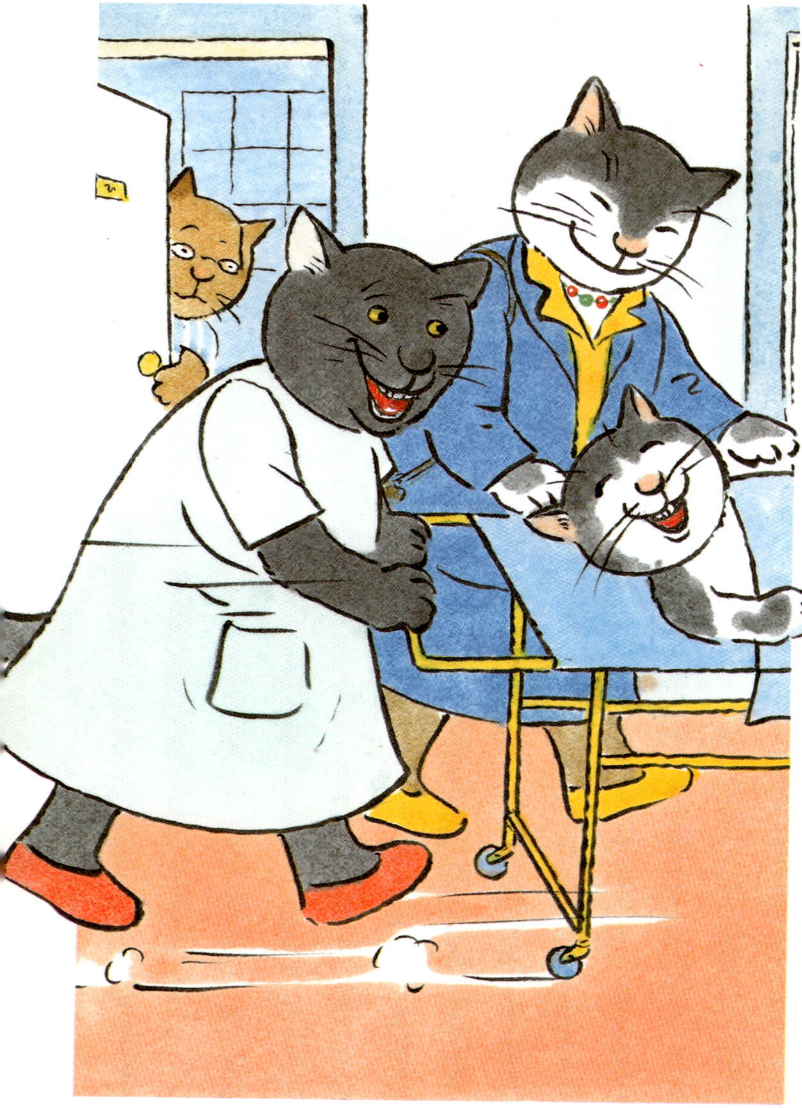

Une autre chafirmière
arrive avec un chariot.
C'est une chafirmière rigolote.
Elle fait allonger Poussy sur le chariot
et elle le pousse dans le couloir en criant :
– Tut tut, garez-vous !
Attention, chatmalade, chappendicite !

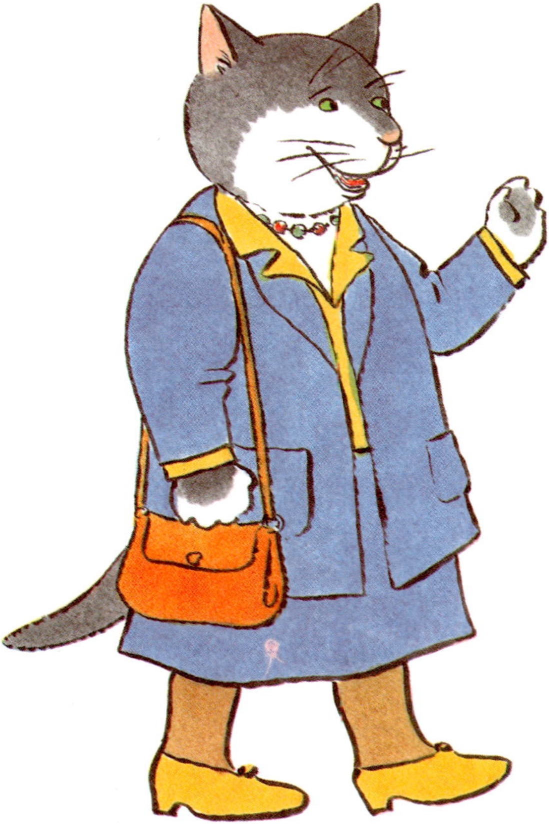

Maman marche près du chariot.
Elle dit :
– Quand tu te réveilleras, tout sera fini
et je serai à côté de toi.
Poussy répète :
– Je ne veux pas qu'on m'opère !

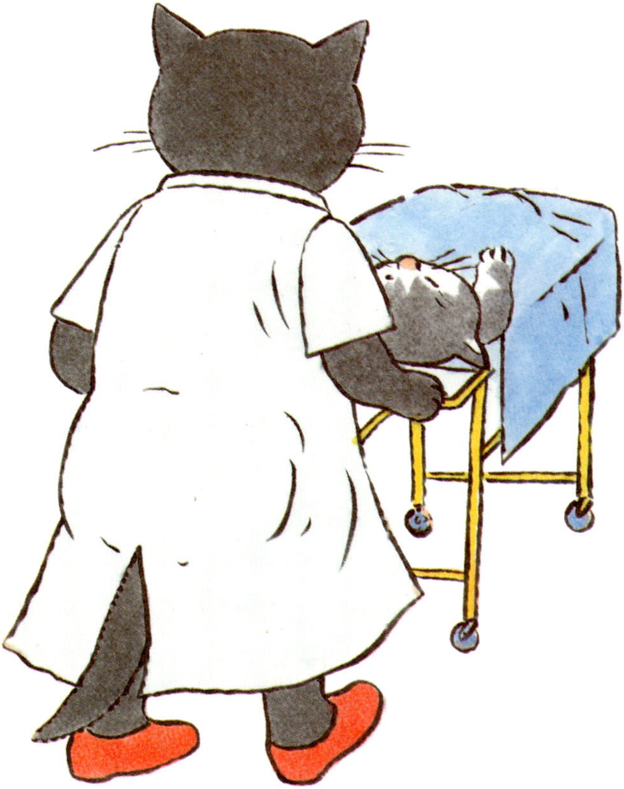

Maman-Chat dit : – Chut !
Elle lui fait
un bisou moustachu sur le nez
et un petit signe de la patte.
Alors la chafirmière pousse la porte
de la salle d'opération.

C'est une pièce toute verte.
Le chadocteur est là,
avec un masque sur les moustaches.
Mais il a les yeux qui sourient :
– Bonjour, Poussy.
Ne t'en fais pas ! Ça ne sera rien !
On va te faire une petite piquechatouille
et puis tu partiras au pays de chadodo.
Alors, une chafirmière
frotte la patte de Poussy
avec un coton et elle pique.
Poussy miaule :
– Aïe ! Je veux pas qu'on...
Et il s'endort pour le pays de chadodo.

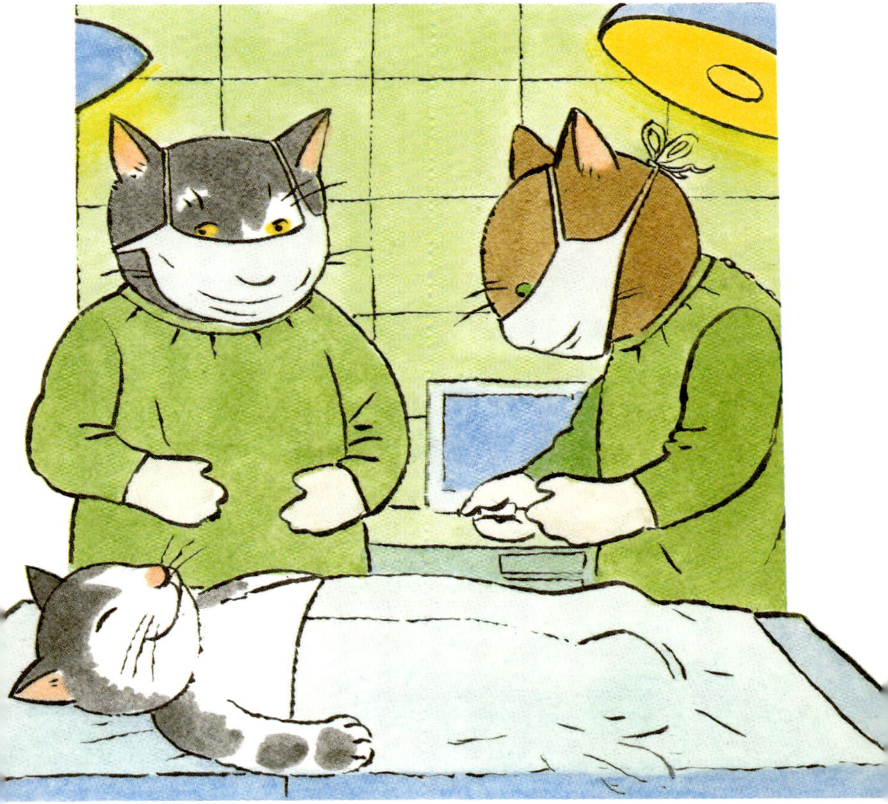

Quand Poussy se réveille,
il ne se souvient de rien. Il voit trouble*.
Il y a quelqu'un à côté de son lit.
Il ouvre les yeux, il les referme.
– C'est… c'est toi… maman ?
– Oui, oui, Poussy. C'est moi.
Tu vois bien que tu n'as rien senti !
Et Poussy se rendort.

* Ce mot est expliqué page 46, n° 4.

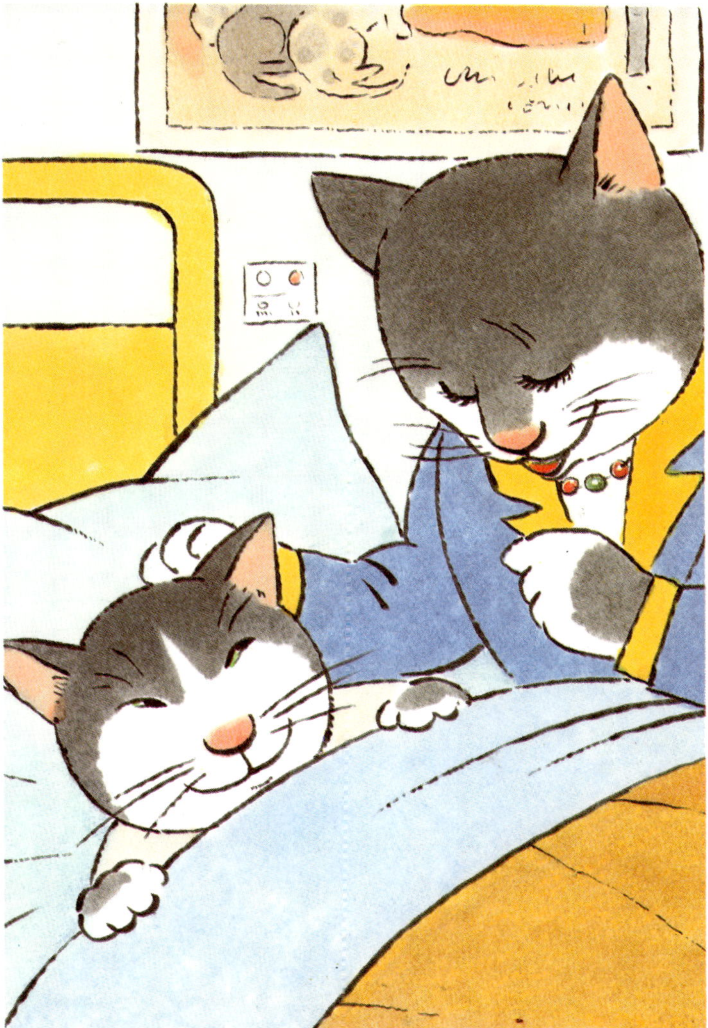

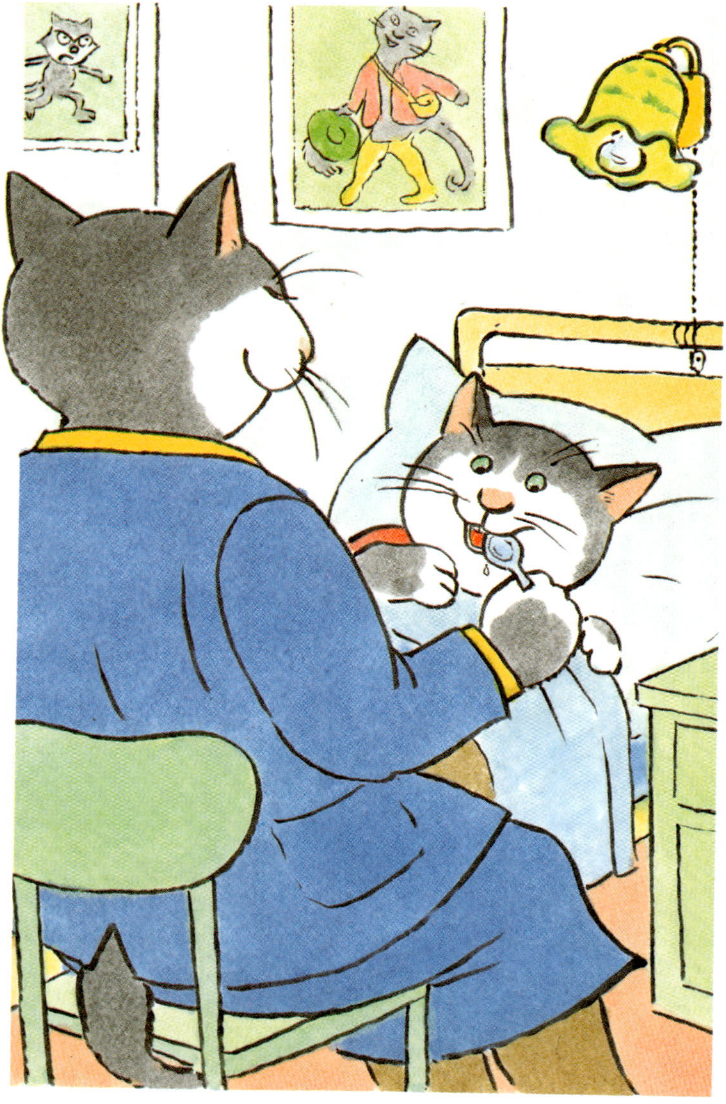

Quand Poussy se réveille de nouveau,
il veut bouger, mais ça lui fait mal.
Il veut parler, mais sa gorge le pique.
Maman-Chat dit :
– C'est à cause du tuyau
qu'on a mis dans ta gorge
pendant l'opération.
Ça passera.
Et elle lui donne
une toute petite cuillerée d'eau.

Quand il se réveille une autre fois,
c'est la nuit.
Maman est partie.
Les lumières sont allumées
dans le couloir.
Poussy entend alors quelqu'un pleurer.
C'est la petite chatte dans le lit à côté.
Poussy demande :
– Comment tu t'appelles ?
– Je m'appelle Rosa.
– Qu'est-ce que tu as ?
– J'ai mal à la patte et au dos.
Ça fait tellement de jours
que je suis couchée.
J'en ai assez ! Et puis ma mère à moi,
elle ne vient presque jamais.

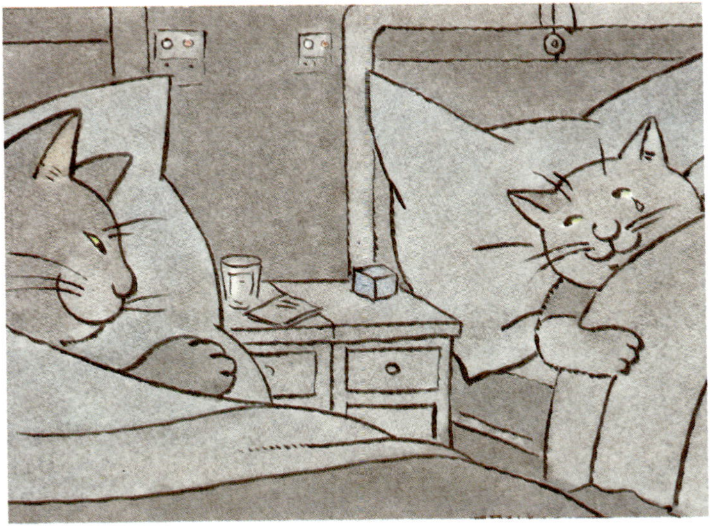

– Moi, je m'appelle Poussy.
On m'a opéré de ma chappendicite.
Rosa rit dans le noir.

On entend bientôt
des bruits dans le couloir.
La porte s'ouvre.
Une chafirmière entre en disant :
– Chamomètre pour la température !
Poussy demande :
– Je vais avoir un petit déjeuner ?
– Non, Poussy, pas aujourd'hui.
Ce soir, tu auras un chabouillon.
C'est tout.

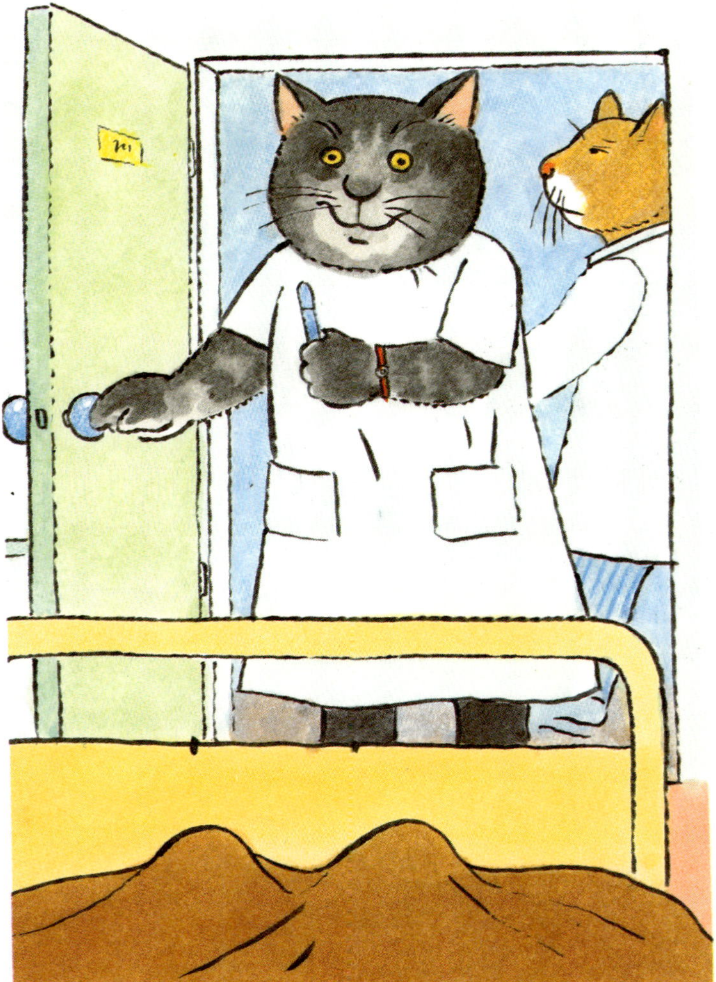

Quand Maman-Chat arrive,
Poussy est tout mal fichu.
Il dit :
– J'en ai assez ! Je veux partir !
Mais Poussy n'a pas de forces.
Il n'a même pas le courage de colorier
avec les feutres
que maman lui a apportés.
Alors, il les prête à Rosa.

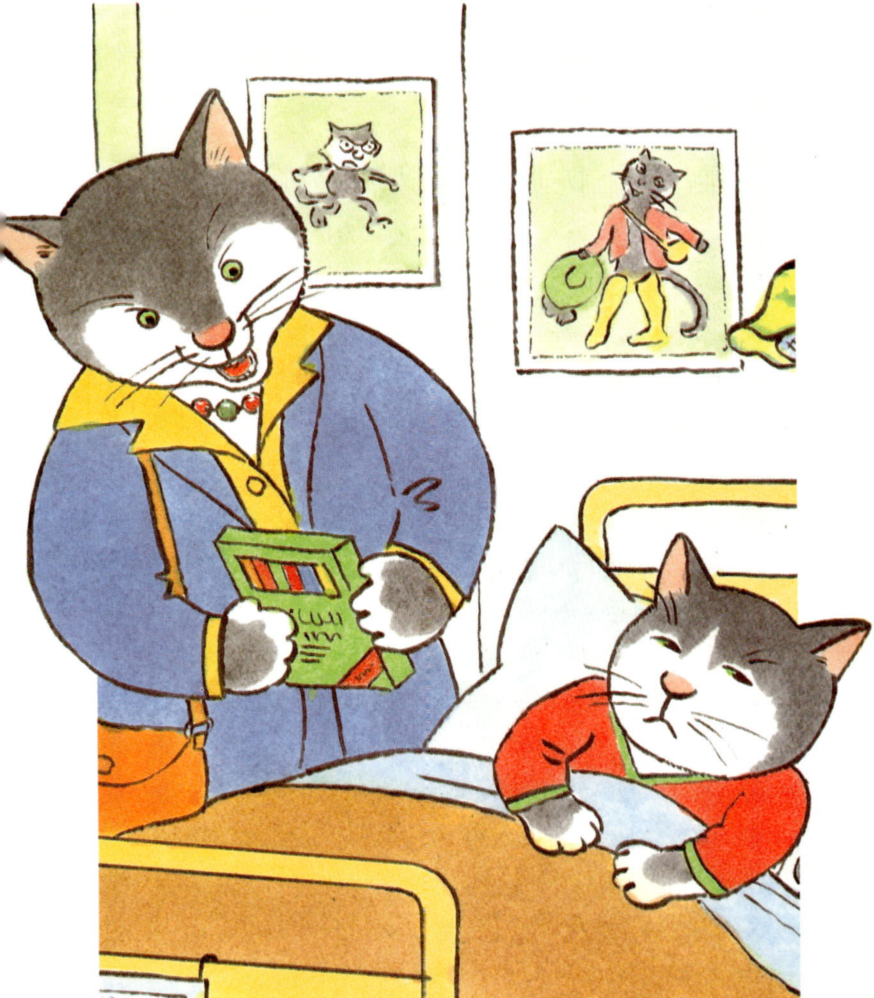

Cette nuit-là, Poussy dort très mal
et il fait des cauchemars.
Mais le lendemain, il va un peu mieux.
Et le jour d'après, on lui donne
un vrai petit déjeuner,
avec des chabiscottes
et de la chaconfiture
dans un tout petit pot.

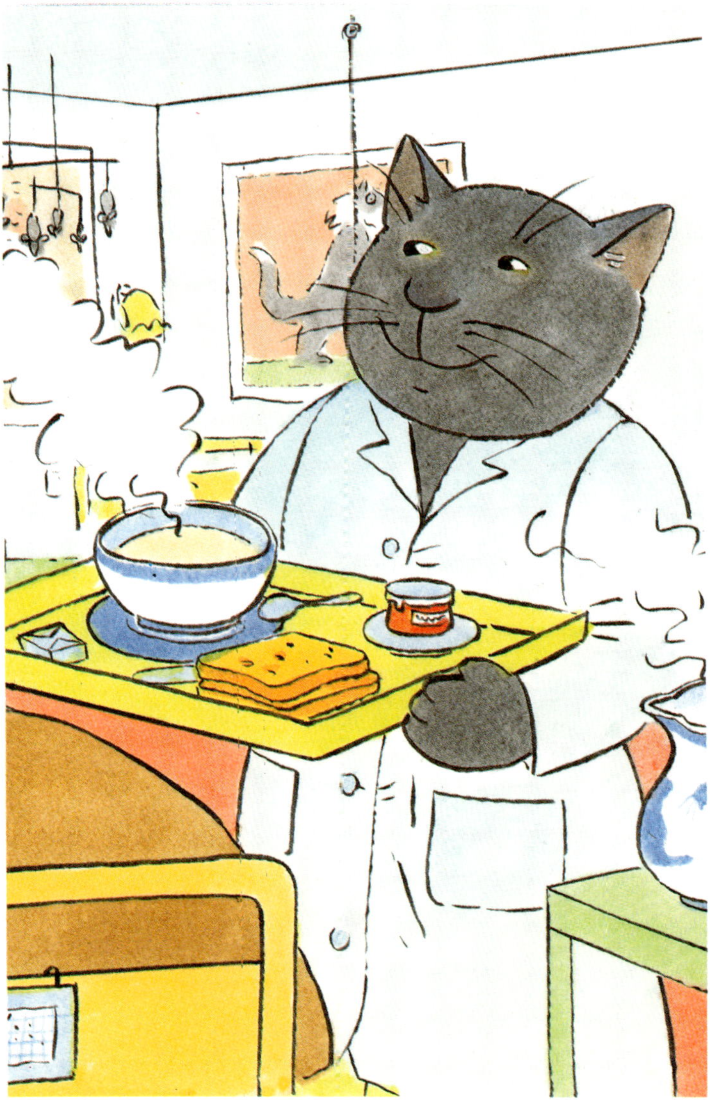

Un peu plus tard,
la chafirmière le fait lever.
Poussy demande :
– Tu es sûre
que mon ventre est bien cousu ?
Que la couture ne craquera pas ?
La chafirmière rit.
Poussy marche comme un pépé matou,
tout recroquevillé*.

* Ce mot est expliqué page 47, n° 5.

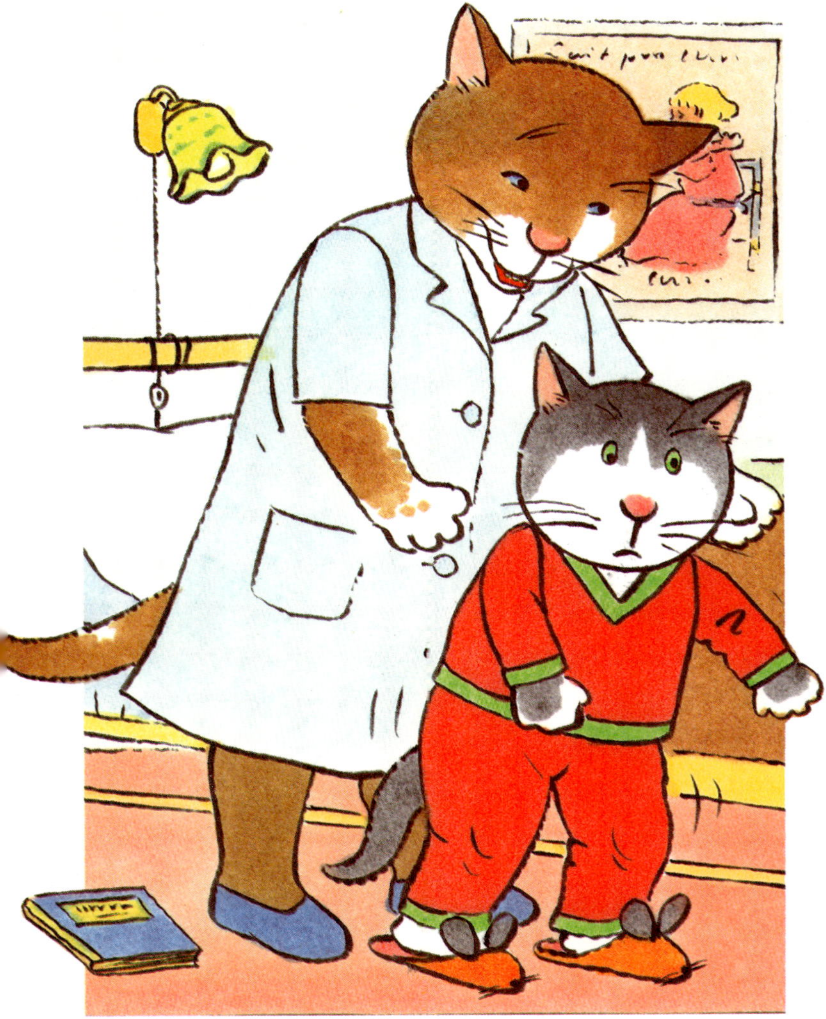

Mais quand il va faire
sa toilette de chat
et qu'il veut se passer
la patte sur l'oreille,
il se sent tout bizarre.
Il a les oreilles qui bourdonnent
et la chafirmière doit le porter
sur son lit.

Les jours suivants,
Poussy reçoit beaucoup
de visites.
Il y a d'abord Mamie-Chat
et Papi-Chat
qui lui apportent des cadeaux.

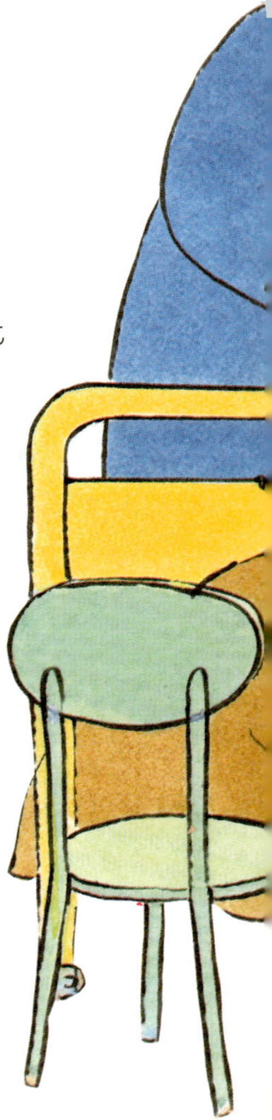

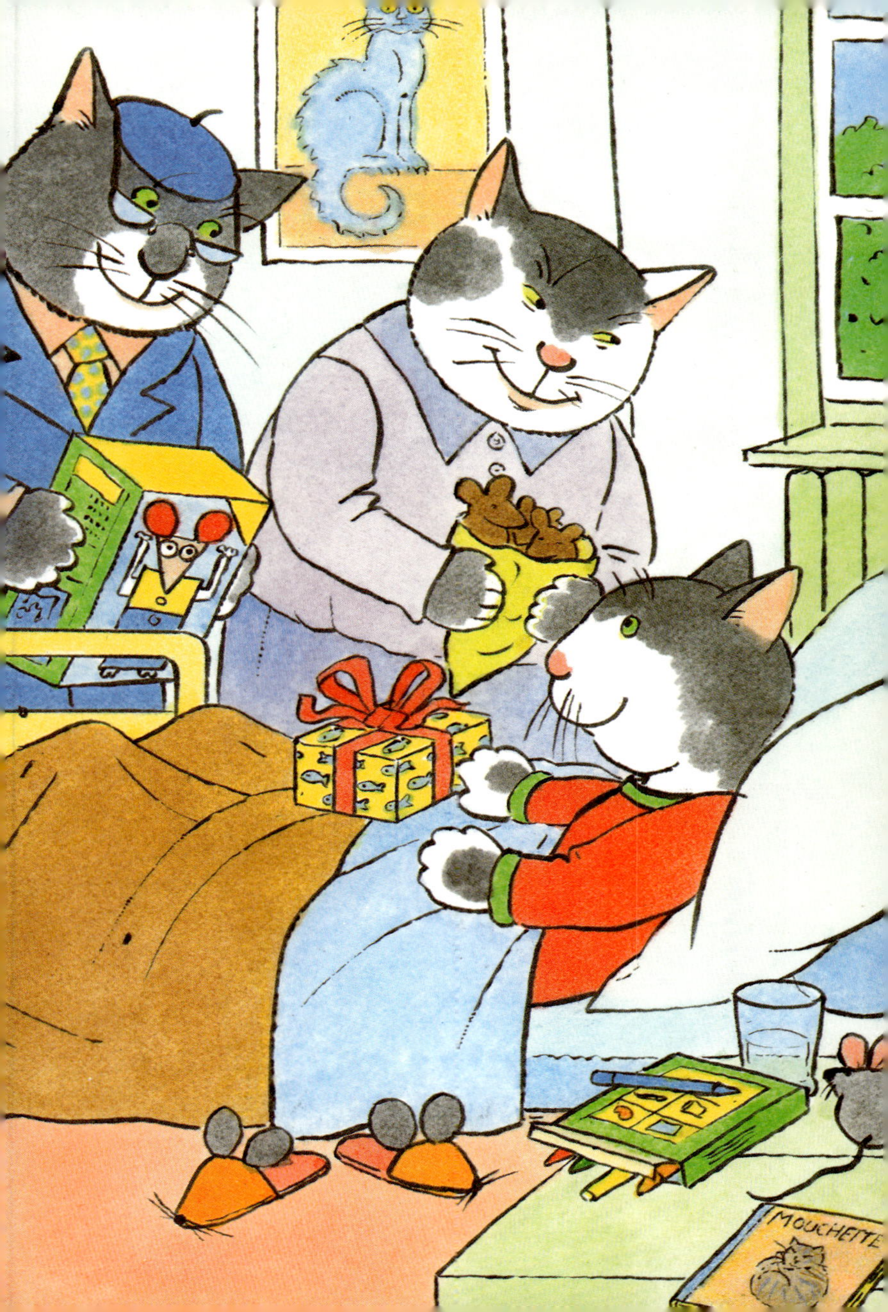
MOUCHETTE

Et puis aussi les copains de l'école.
Poussy leur raconte
tout ce qu'on lui a fait.
C'est chouette d'avoir des visites !

Le soir, Papa-Chat vient voir son Poussy
quand il rentre du travail.
Avec Rosa, ils bavardent tous les trois.
L'ennuyeux, c'est que Papa-Chat
raconte toujours
des histoires drôles.
Mais quand elles sont
trop drôles,
Poussy miaule :
– Arrête ! arrête !
Ça me fait mal à ma cicatrice
quand je ris !

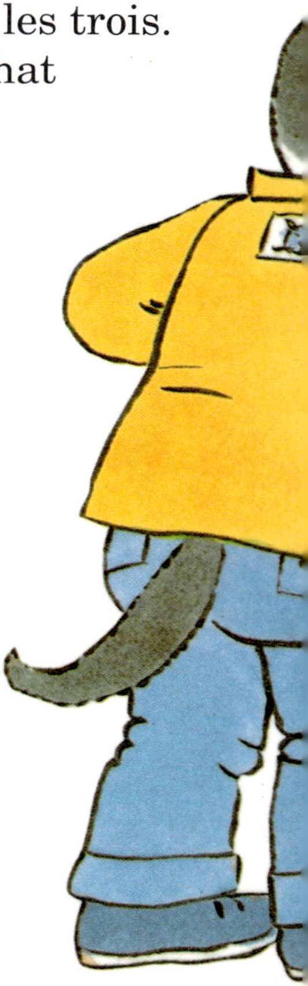

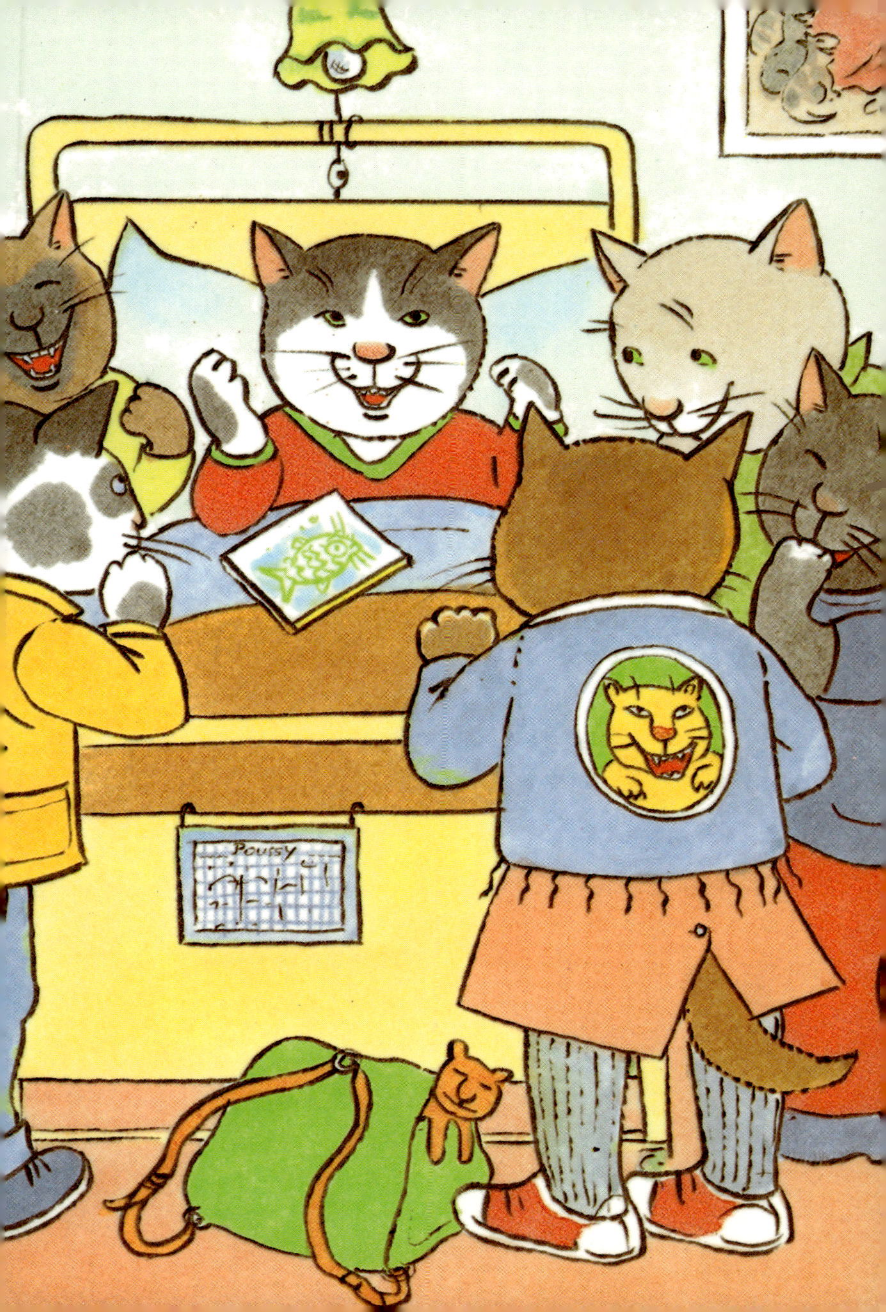
Poussy

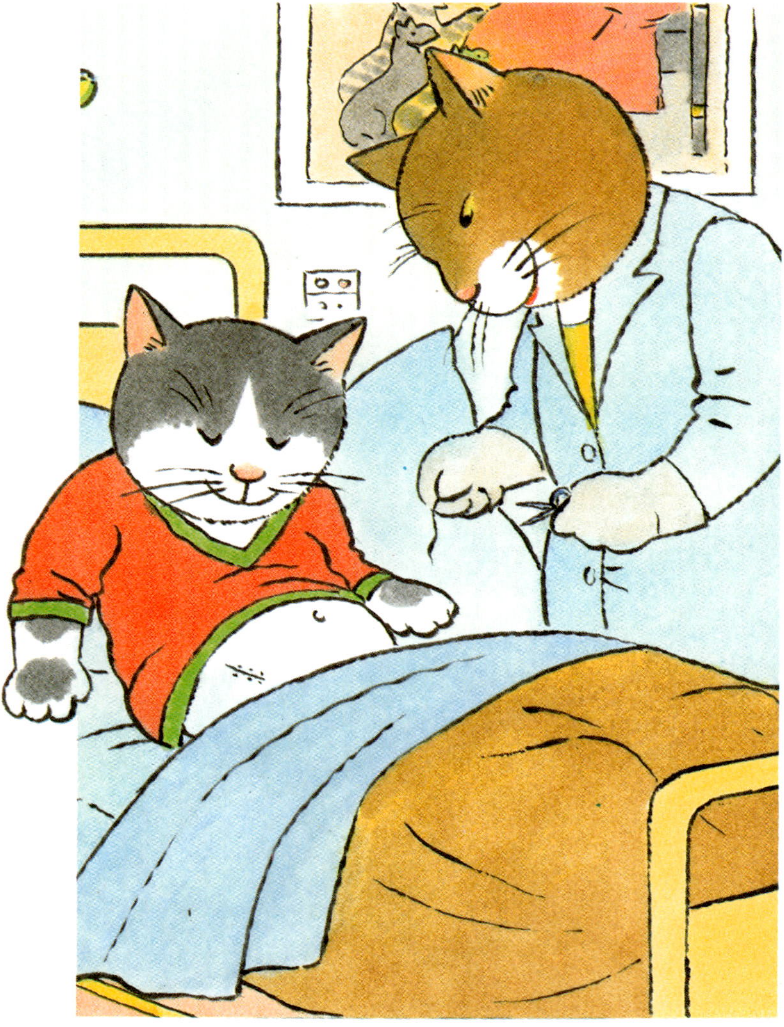

Le dernier jour arrive enfin.
Ce matin, on va venir enlever
les points de suture*.
La chafirmière a pris les ciseaux
pour tirer les fils.
Poussy a peur.
Mais ça ne fait pas mal du tout.
Ça chatouille juste un peu.
Voilà. C'est fini !

* Ce mot est expliqué page 47, n° 6.

Maman arrive.
Poussy s’est habillé.
Il est prêt.
Mais il a les pattes
un peu tremblantes.

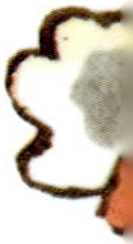

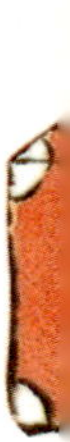

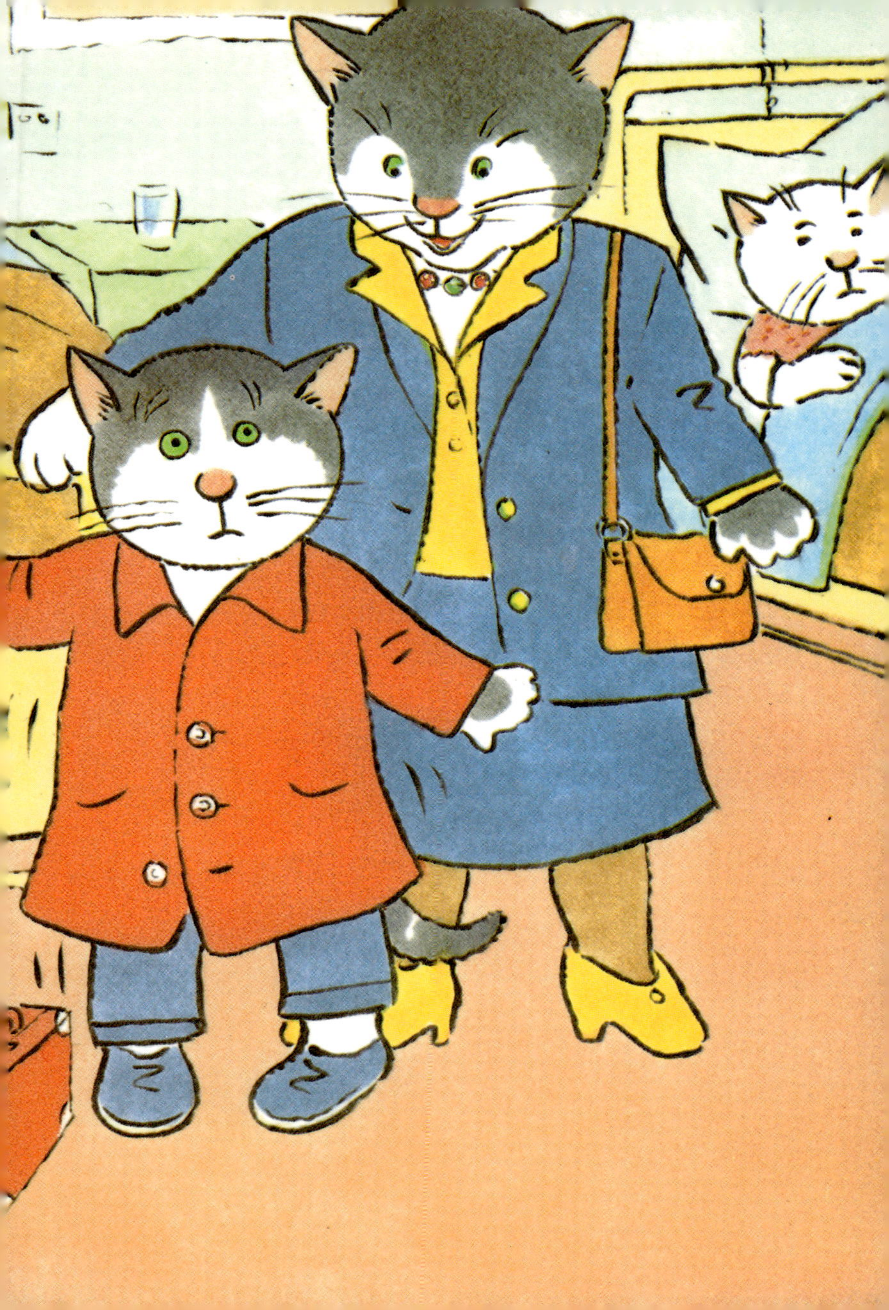

Rosa dit :
– J'aurais aimé que tu restes,
je vais m'ennuyer maintenant.
Poussy répond :
– Peut-être qu'il viendra un autre chaton
pour se faire opérer de sa chappendicite !
Pûis il lui donne
son album à colorier et ses feutres
en lui disant :
– Tu sais, Rosa,
j'espère que tu partiras bientôt, toi aussi !

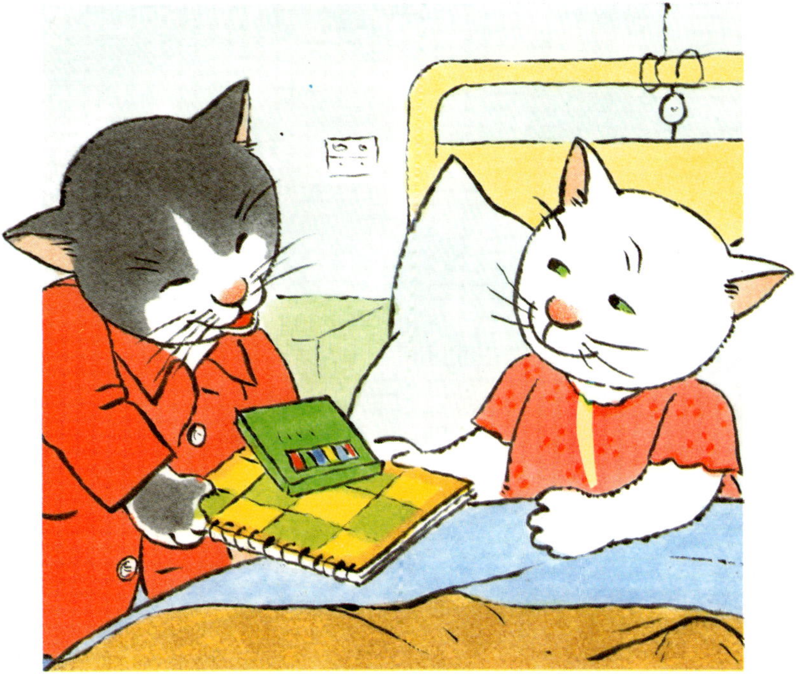

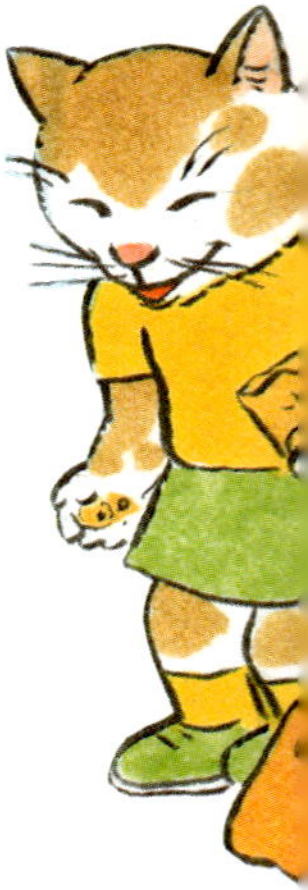

Poussy et maman
sortent du chatôpital.
Comme c'est bon
de sentir l'odeur de l'air frais !
Poussy se frotte
contre sa Maman-Chat :
– Tu avais raison, tu sais.
Ce n'était pas bien terrible
de me faire opérer
de ma chappendicite.
Mais je suis bien content
que ça soit fini !

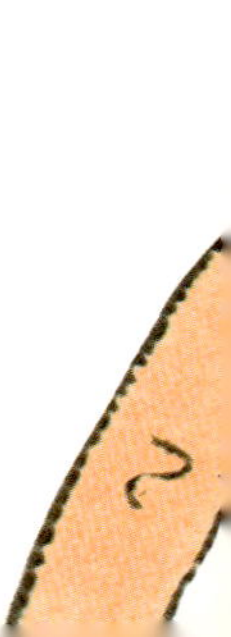

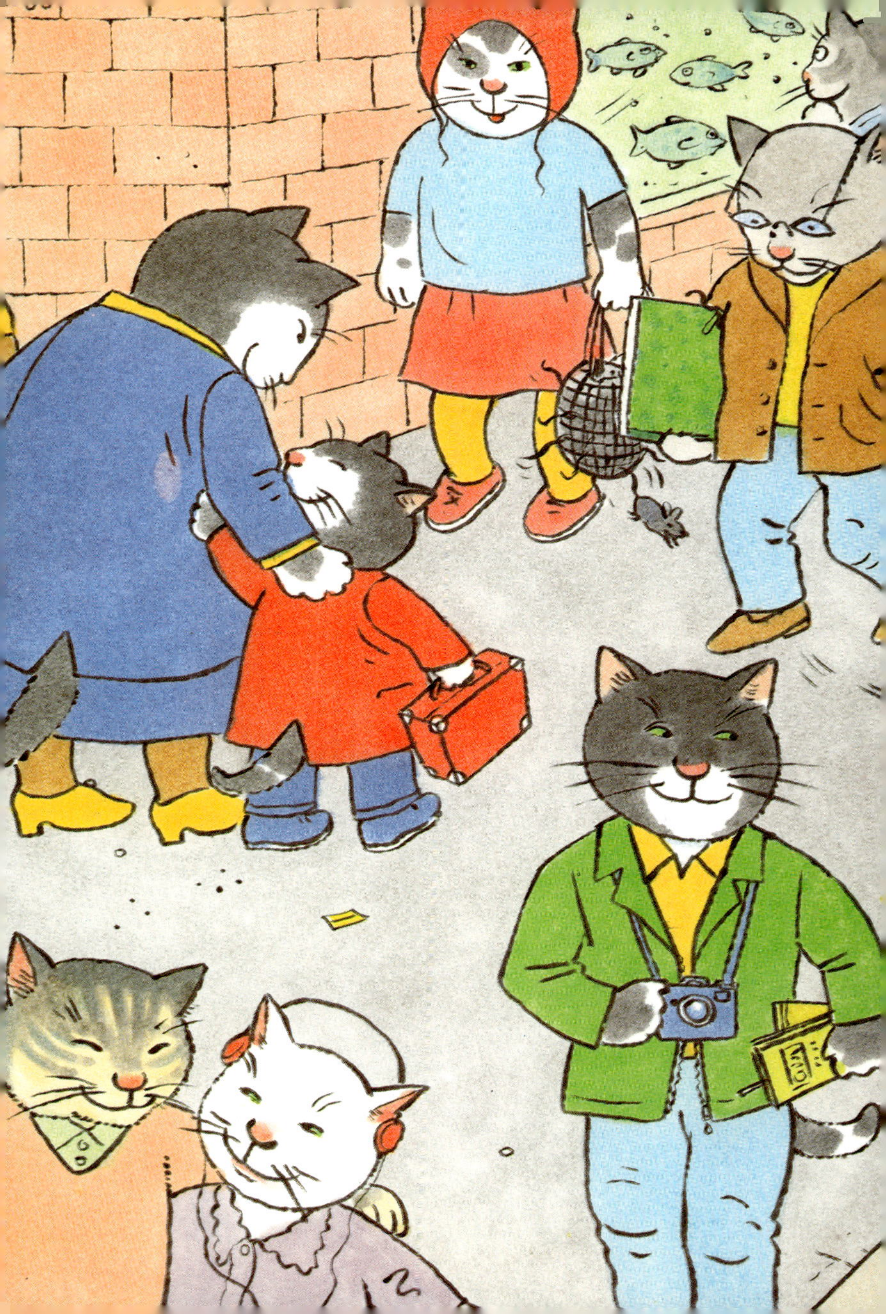

LES MOTS DE L'HISTOIRE

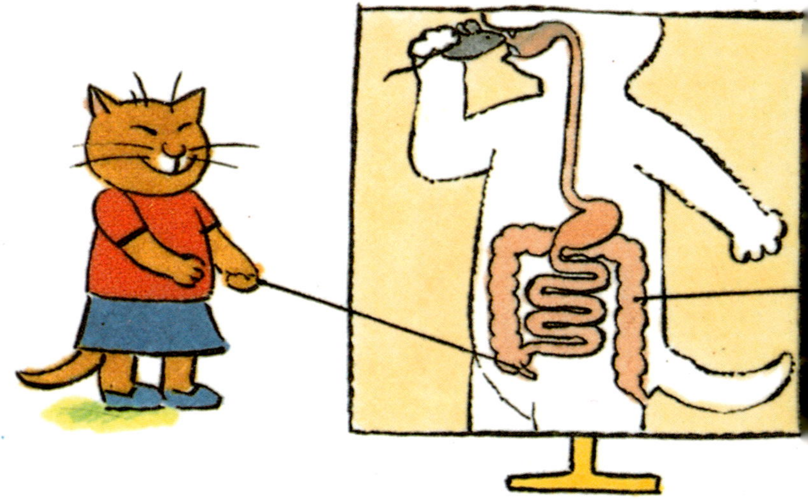

1. La **chappendicite**
est un mot qui n'existe pas.
Mais l'appendicite est une maladie
d'un petit bout d'intestin,
l'appendice. On fait alors une opération
pour l'enlever.

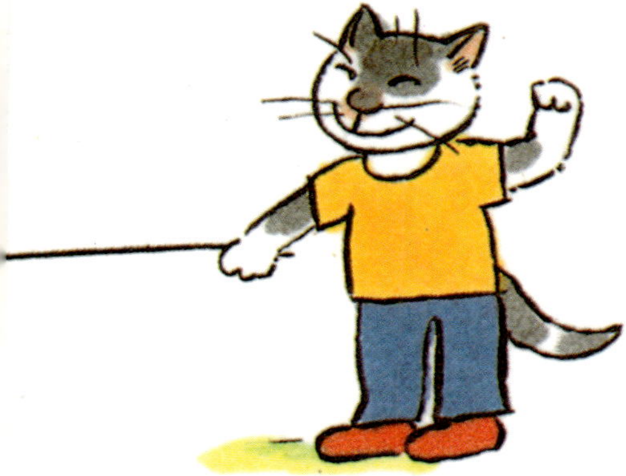

2. L'**intestin** est une sorte
de long tuyau enroulé
dans notre ventre,
où tout ce que l'on a mangé
est digéré pour donner
des forces à notre corps.

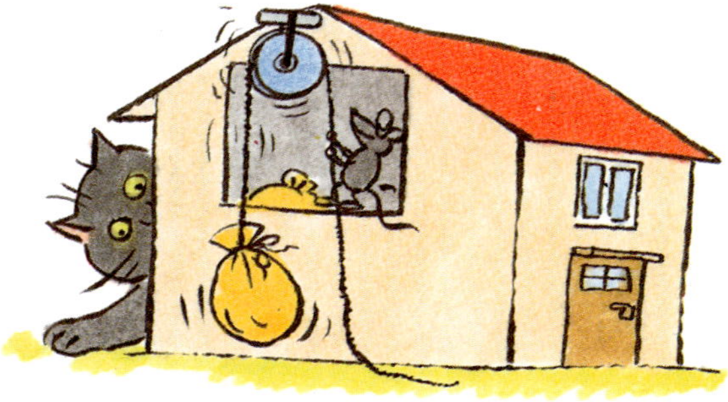

3. Une **poulie** est une roue
sur laquelle passe une corde que l'on tire
pour soulever des choses lourdes.

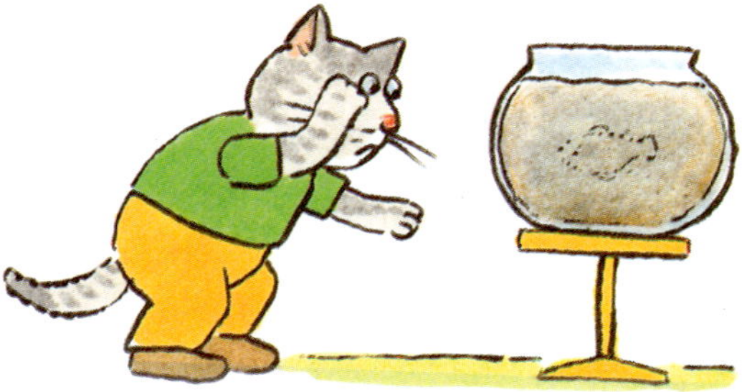

4. Une eau qui est sale est **trouble.**
Voir **trouble,**
c'est ne pas bien distinguer les choses,
comme si on avait un voile
devant les yeux.

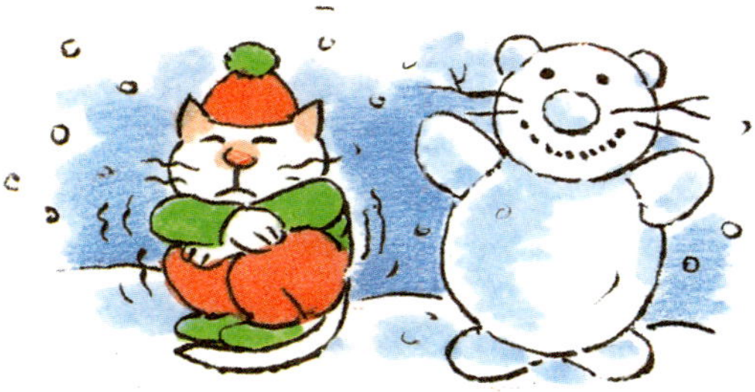

5. Être **recroquevillé,**
c'est se faire tout petit,
en serrant très fort ses bras
et ses jambes contre soi,
parce qu'on a froid, parce qu'on a mal,
ou parce qu'on a peur.

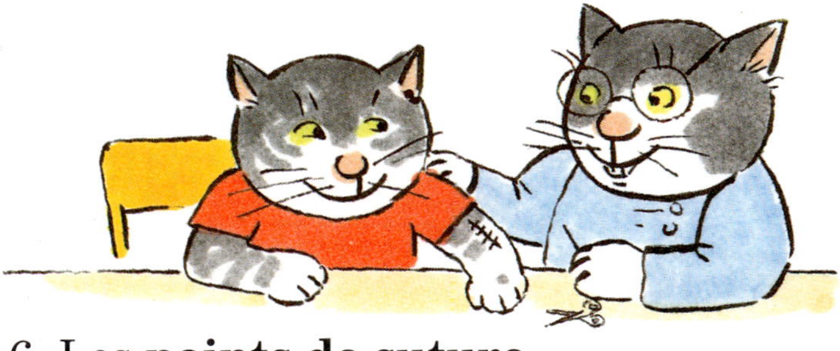

6. Les **points de suture**
sont une couture faite avec un fil spécial
pour refermer la peau après une opération.
Quand on se blesse en tombant
ou qu'on se coupe très fort,
on a quelquefois besoin
aussi de points de suture.

Achevé d'imprimer en février 1996 par OBERTHUR Graphique
35000 RENNES - N° 100
Dépôt légal éditeur n° 2396 - Janvier 1994
Imprimé en France